COMMENT ON DÉFEND

SES

CHEVEUX

La Lutte contre la Calvitie et contre la Canitie

PAR

Le Dr HENRY LABONNE

LICENCIÉ ÈS SCIENCES

OFFICIER DE L'INSTRUCTION PUBLIQUE

Avec huit figures dans le texte

Prix : 1 franc

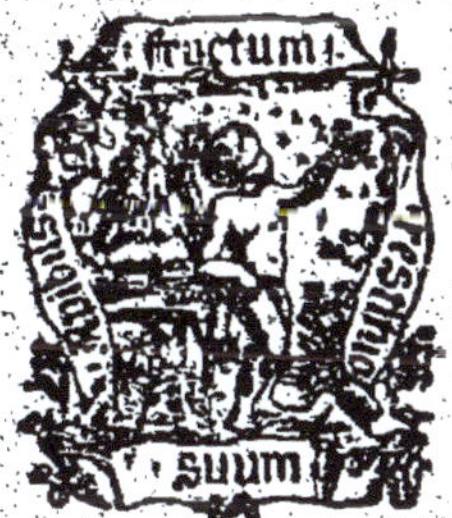

PARIS

SOCIÉTÉ D'ÉDITIONS SCIENTIFIQUES

4, RUE ANTOINE-DUBOIS, 4

PLACE DE L'ÉCOLE DE MÉDECINE

COMMENT ON DÉFEND

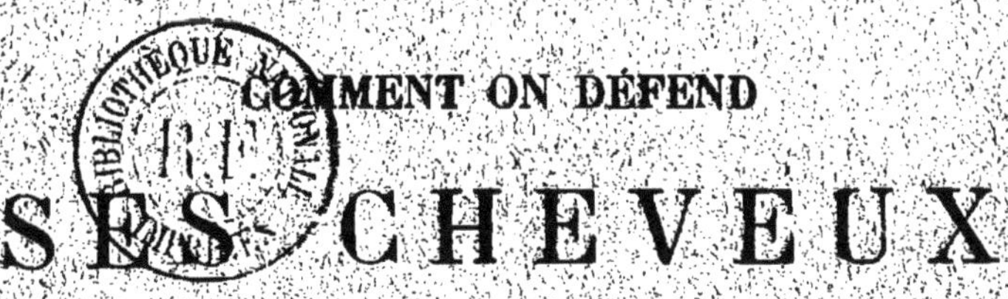

SES CHEVEUX

(La Lutte contre la Calvitie et la Canitie)

OUVRAGES DU MÊME AUTEUR

Des suites des Fractures de la Rotule et de leur thérapeutique. In-8 de 100 pages (*épuisé*).

La Crémation, extrait des *Sciences biologiques à la fin du XIXe siècle.*

L'Islande et l'Archipel des Fœrœrs (3e édition) 52 figures. In-18 de 400 pages (*Paris, Hachette*)..... 4 fr.

Coup d'œil sur les idées dominantes en zoologie à travers les âges, 3 livraisons des *Sciences biologiques*... 3 fr. 75

Précis d'urologie clinique (en collaboration avec L. Lematte) in-8º de 150 pages.................... 3 fr. 50

Comment on se défend des maladies nerveuses. La Lutte contre les Névroses et la Neurasthénie, in-8º avec figures... 1 fr.

Comment on défend sa bouche. La Lutte pour la conservation des dents, in-8º avec figures.......... 1 fr.

Comment on défend ses poumons. In-8º de 40 pages avec figures.. 1 fr.

Comment on se défend contre les maladies de cœur, avec figures dans le texte....................... 1 fr.

Comment on se défend contre les maladies du sang. La Lutte contre la chlorose et l'anémie....... 1 fr.

Comment on se défend de l'Influenza. In-8º de 44 pages.. 1 fr.

Comment on se défend du Rhumatisme. La Lutte contre les douleurs et l'arthritisme, in-8º avec huit figures dans le texte............................... 1 fr.

COMMENT ON DÉFEND

SES

CHEVEUX

La Lutte contre la Calvitie et contre la Canitie

PAR

Le Dr HENRY LABONNE

LICENCIÉ ÈS SCIENCES

OFFICIER DE L'INSTRUCTION PUBLIQUE

Avec huit figures dans le texte

Prix : 1 franc

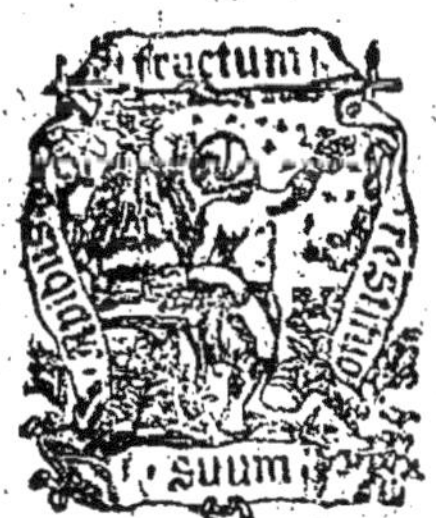

PARIS

SOCIÉTÉ D'ÉDITIONS SCIENTIFIQUES

4, RUE ANTOINE-DUBOIS, 4

PLACE DE L'ÉCOLE DE MÉDECINE

AVANT-PROPOS

Les découvertes n'appartien-
nent pas à ceux qui affirment,
mais à ceux qui prouvent.

Tout a été dit sur la beauté de la chevelure : les
poètes l'ont chantée (1) et les peintres l'ont presque divinisée dans leurs créations immortelles.
C'est le plus bel ornement chez la femme et chez
l'homme, entend-on répéter tous les jours. On
devrait ajouter : c'est un ornement utile. Eh bien!
justement, parce qu'il est le plus beau, il subit le
pire destin, et, comme la rose de Malherbe, est
difficile à conserver : il semblerait que la nature
veuille nous railler ou nous punir en faisant dis-
paraître rapidement et sans espoir de retour,
ce qui est l'apanage de la jeunesse et de la ver-
deur.

Pense-t-on toutefois que l'on n'ait pas essayé
tout, pour arrêter la chute des cheveux avec
laquelle s'envolent nos illusions et nos années !
pour empêcher de neiger sur nos têtes, signe d'hi-

(1) Car ils adorent les filles de sang Latin
   Pour la beauté touffue de leur cheveu si fin !

ver et de décrépitude? Certes si, mais au hasard.
—S'il fallait énumérer tous les produits qui s'étalent à la quatrième page des journaux, se prévalant à qui mieux mieux des vertus extraordinaires qu'ils n'ont jamais eues, la tête la plus chauve se changerait rapidement en une forêt impénétrable; malheureusement, inventeurs et acheteurs, dupes et dupés, ignorent le mal qu'ils peuvent causer ou subir. En effet, dans la crainte d'être confondus avec tous les marchands d'orviétan, qui exploitent la crédulité des gens chauves, les médecins paraissent avoir négligé de parti pris l'étude des cheveux et ne les avoir considérés que comme une partie insignifiante de notre organisme.

Pour éclairer le public qui achète, au hasard, ce qu'on veut bien lui vendre, c'est-à-dire des produits assez souvent nuisibles, j'ai pu obtenir sur le sujet que j'étudie, la collaboration d'un bactériologiste compétent, M. Dequéant, qui fit naguère plusieurs communications fort intéressantes à l'Académie de Médecine de Paris, sur la cause presque unique de la calvitie et des diverses alopécies et aussi sur les moyens de prévenir et de combattre ces affections. Nous avons donc cru utile d'ajouter à la collection des « Comment on défend », l'hygiène rationnelle, bien comprise, de la chevelure. Le consciencieux travail que nous livrons au public ne sera qu'un résumé en ce qui concerne l'anatomie et la physiologie du cheveu, mais il mettra, au contraire, bien en lumière, certaines découvertes dont il serait téméraire de nier aujourd'hui l'existence. Aussi sommes-nous sûrs qu'il sera accueilli de nos fidèles lecteurs avec la même avidité que ses aînés.

Dr Henri Labonne

Licencié ès sciences
Officier de l'Instruction publique
Directeur de la collection des « Comment on défend »

SES CHEVEUX

La Lutte contre la Calvitie et la Canitie

CHAPITRE PREMIER

POILS

Avant d'étudier plus particulièrement les cheveux, nous dirons quelques mots du poil en général et de son utilité, qui jusqu'ici n'a pas été suffisamment mise en lumière.

Les poils répandus sur toute la surface du corps, plus ou moins épais, plus ou moins touffus, plus ou moins longs, selon l'endroit où ils sont placés, ont leur utilité pratique. D'abord ce sont des annexes de la peau ; ensuite, bien qu'ils paraissent légers, ce sont de puissants appareils de protection. La nature, croyez-le bien, a agi avec sa sagesse habituelle, en distribuant çà et là sur le corps humain, des parties recouvertes de poils.

Les cheveux et la barbe empêchent les refroidissements ; les cils protègent les yeux ; les sourcils font que la sueur ne va pas jusqu'à eux ; les poils

de l'aisselle empêchent le frottement et par suite
les coupures épidermiques douloureuses qui pour-
raient en résulter. En un mot, les cheveux, la
barbe, les cils et les sourcils (il n'est point jusqu'aux poils du nez et des oreilles qui jouent leur
rôle), servent à protéger les parties du corps exposées à l'air, contre les poussières atmosphériques,
les autres étant recouvertes par les vêtements (1).

En se basant sur l'inégal développement des
poils, Vaillant (Th. Paris, 1881), les divise en
cinq groupes :

Les cheveux.

La barbe.

Les poils des organes génitaux et de l'aisselle.

Les poils de la surface cutanée générale, plus
ou moins longs, plus ou moins considérables
chez les individus, à l'état de simple duvet chez
la femme, mais le sein le plus blanc et le plus
uni en est recouvert sur toute sa surface.

Les poils ne diffèrent guère entre eux que par
leurs dimensions ; ils naissent, se transforment
et tombent de la même façon. Nous ne nous
occuperons donc que des cheveux et de la barbe.

(1) Darwin prétend que c'est le frottement des habits qui a
enlevé ses poils à l'homme primitif, mais alors pourquoi les
parties le moins exposées aux heurts et les premières recouvertes de vêtements en sont-elles surtout munies ? Il est vrai-
semblable que des recherches nouvelles feront connaître leur
véritable relation, par exemple la protection de la sensibilité
la plus exquise.

Le cuir chevelu, comme la peau d'ailleurs, comprend deux couches intimement unies : le derme, couche profonde ; l'épiderme, couche superficielle.

Le cheveu n'est autre qu'une production de l'épiderme implanté dans une dépression du derme qui le protège et qui est désignée sous le nom de

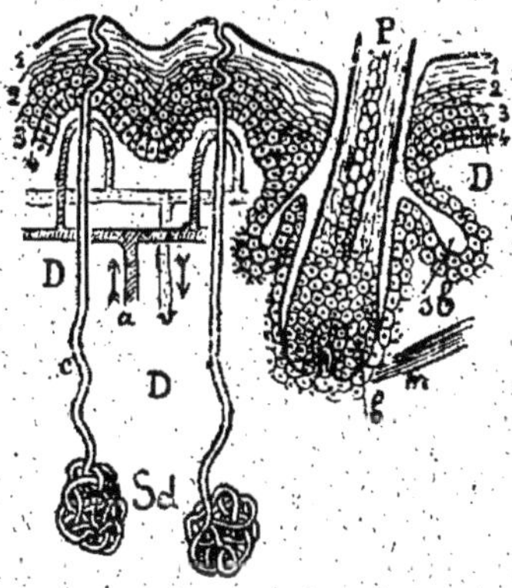

Fig. 1. — Coupe schématique de la peau.

1, 2, 3, 4, les diverses couches de l'épiderme ; 1, couche cornée ; 2. stratum callosum ; 5, couche de Malp'ghi ; 4, couche régénératrice ; P, poil ; b, bulbe bileux ; m, muscle horripilateur ; sh, glande sébacée ; Sd glande sudoripare ; D, derme avec ses papilles où des artérioles a et des veinules v forment des anses vasculaires.

pellicule pileux. Au fond de chacune des cavités est une saillie conique, papille pileuse, sur laquelle est implanté le poil dont elle est l'organe générateur. Dans le follicule renflé en forme de tête (bulbe) est contenue une racine qui repose sur la

papille du follicule à laquelle il adhère intimement et une tige cylindrique terminée en pointe
qui est le cheveu.

Le cheveu se compose de trois parties bien
distinctes, un épiderme très mince, une partie

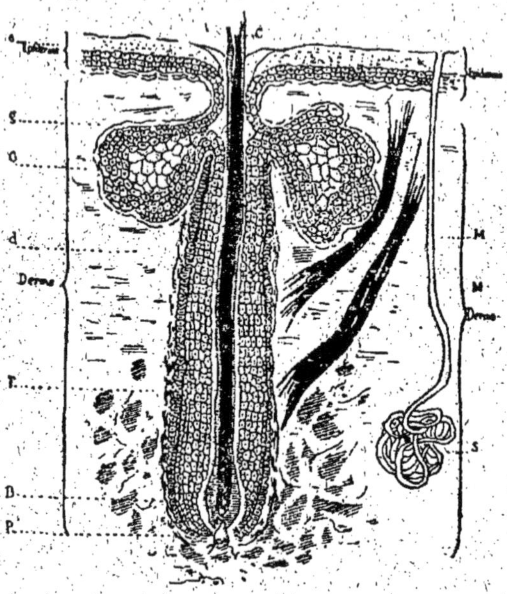

Fig. 2.

C, Cheveu; e, Épiderme; g, Canal excréteur des glandes sébacées; G, Glandes sébacées; d, Derme; F, Follicule pileux;
B, Bulbe; P, Papilles; M, Muscle extenseur; S, Glandes sudoripares.

moyenne ou fibreuse, dite substance corticale, et
une partie centrale plus colorée, dite substance
médullaire.

Le follicule enveloppe toute la racine et reçoit

à droite et à gauche le canal excréteur de *deux glandes sébacées*, dont nous définirons le rôle plus loin. Au niveau des crêtes papillaires s'ouvrent les glandes *sudoripares* que l'on confond communément avec les premières, mais qui sécrètent seulement la sueur, liquide incolore, limpide, d'une odeur particulière, due à des acides gras, volatils, alcalins au moment de la sécrétion, mais deviennent acides immédiatement : en été, ils exercent, croit-on, une influence assez grande sur la décoloration et la chute des cheveux, nous savons ce qu'il faut en penser.

CHAPITRE II

——

CHEVEUX

Les cheveux sont des poils longs et souples, qui recouvrent la surface de la tête, à laquelle on a donné, pour cette raison, le nom de cuir chevelu, composé lui aussi du derme et de l'épiderme. Ils peuvent acquérir chez la femme une longueur considérable qui varie généralement entre 50 centimètres et 1 mètre : chez l'homme, ils n'atteignent que des proportions restreintes. Pourtant certaines races, comme les races jaunes et certaines peuplades des Peaux-Rouges, ont, les unes de véritables nattes, les autres d'immenses crinières.

Si la longueur des cheveux varie selon les races, il en est de même de la grosseur. Le docteur Ch. Rémy lui donne un diamètre variant entre 0.07 et 0.12 μ, sauf dans certains cas pathologiques. Il est à remarquer que les cheveux sont plus gros à leur partie moyenne et qu'ils vont toujours en s'amincissant graduellement soit vers la racine, soit vers la pointe ; qu'ils sont de plus fort calibre chez l'adulte que chez l'enfant et le vieillard ; qu'enfin un cheveu malade diminue toujours.

Quant à la coloration, certains auteurs ont remarqué une affinité très grande entre les cheveux et la peau. Jusqu'à quel point cette affinité est-elle réelle? les granulations pigmentaires exercent-elles aussi leur action sur l'épiderme? C'est une remarque encore à l'état de simple hypothèse? Quoi qu'il en soit, il serait difficile de donner une classification exacte des couleurs de cheveux. Constatons simplement que ce sont des gammes décroissantes allant du noir absolu au brun clair, du châtain foncé au blond, une gamme croissante du blond clair au roux et décroissante du blond clair au blanc (albinos).

L'abondance et la disposition des cheveux varient suivant les races et suivant les nuances. Hilgendorf a compté 272 cheveux par centimètre carré chez un Allemand, 252 à 256 chez un Japonais, 214 chez les Aïnos. Withof a compté chez les bruns 147 cheveux noirs, 162 bruns et 182 blonds. Chez les blonds, les cheveux seraient plus nombreux parce qu'ils sont généralement plus fins.

Quelles que soient les opinions, controversées d'ailleurs, des auteurs, sur la forme des cheveux et sur les causes de leur disposition, que la frisure, par exemple, soit due à un aplatissement du cheveu ou à l'enroulement du follicule qui l'engendre, ceci importe peu et on peut accepter la classification suivante qui résume celles de Bory Saint-Vincent, d'Isidore Geoffroy Saint-Hilaire et de Huxley :

Cheveux lisses, semblables à la crinière du cheval.

Cheveux ondés ou ondulés, qui décrivent des demi-courbes.

Cheveux bouclés, formés d'anneaux larges, mais incomplètement fermés.

Cheveux frisés, constitués par des anneaux fermés, mais de très petit diamètre.

Cheveux laineux ou crépus, formés d'anneaux multipliés, très petits qui s'entortillent et se confondent.

Cheveux en grains de poivre, des Boschimans et *cheveux en vadrouille* des Papous et des Cafres.

D'ailleurs, nous plaçons sous les yeux du lecteur, six types de cheveux observés par Pruner-Bey.

Tous les cheveux, tous les poils mêmes subissent la *mue*. Elle est lente, progressive, plus accentuée à certaines époques de l'année, mais elle n'en existe pas moins : ce phénomène physiologique est indéniable. De même que l'épiderme se

Cheveux grains de poivre.
Cheveux laineux frisés.
Cheveux lisses.
Cheveux laineux en long.
Cheveux ondulés.
Cheveux en vadrouille.

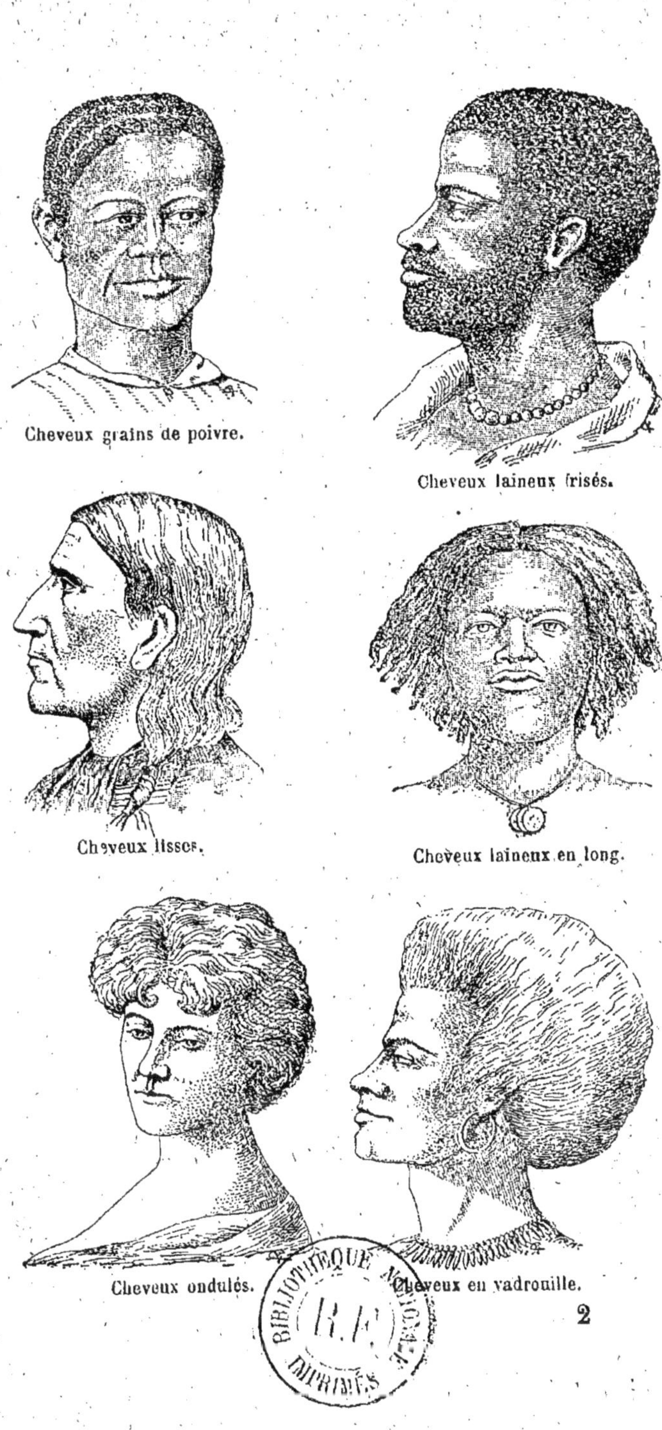

2

transforme, que les cellules se succèdent, de même les cheveux se remplacent eux aussi. Et les empiriques qui prétendent qu'il est possible d'empêcher la mue des cheveux en vantant des produits incomparables, errent sciemment avec l'intention de tromper, ou ce qui est plus admissible encore, ignorent ce qu'ils n'ont jamais été capables d'étudier ni de constater.

Comment croissent les cheveux. — Le docteur Pincus, médecin écossais, avec un micromètre des plus perfectionnés et certains patients dont la bonne volonté se prêtait à l'emprisonnement d'un *seul* cheveu pendant une journée, tandis que les autres se dressaient sur le crâne, a déduit, de plus de deux milliers d'observations, les résultats suivants :

Un cheveu, « dans les meilleures conditions de santé, toutes choses égales d'ailleurs », croît, au moins, de deux millimètres et demi par semaine ; au plus, trois millimètres un quart.

Les cheveux des femmes écossaises ont une longueur variable entre 0^m50 et 1^m15.

BARBE

La barbe est l'apanage du sexe masculin, «du côté de la barbe est la toute-puissance», elle est constituée par l'ensemble des poils qui poussent sur le

visage. Longueur, couleur, nombre, mode de répartition sont variables, mais chez la femme elle n'existe qu'à l'état d'anomalie. La barbe apparaît à l'âge de puberté et il serait plus que téméraire d'en nier l'utilité. Dans un petit ouvrage, très documenté, le D' Fournier (1) relate ces faits : « M. Chabert, de Toulouse, a montré que le système pileux
« de la face joue un rôle majeur dans la paralysie
« faciale *a frigore*. C'est grâce à l'intervention de
« ce facteur, qu'il est possible d'expliquer pourquoi
« la paralysie faciale est beaucoup plus fréquente
« chez la femme que chez l'homme (proportion
« 12 cas à 2 cas) et comment chez ce dernier elle
« s'observe plus habituellement, sinon d'une façon
« exclusive, chez les personnes qui ont les joues
« dépourvues de poils.»

ONGLES

Enfin, les tissus cornés, les ongles, paraissent être de la même origine que le cheveu. Ils ont, dans tous les cas, la même composition et sont engendrés à peu près de la même façon, comme le sabot chez le cheval et les plumes chez les oiseaux. Ceci dit, pour pouvoir montrer la relation intime qui préside à leur formation et servir de terme de comparaison.

(1) Paris, *Société d'Editions scientifiques*, prix 3 fr.

CHAPITRE III

MUE, GLANDES SÉBACÉES,
LEURS FONCTIONS, LEUR ROLE.

Telles sont, rapidement esquissées, les études qui ont été faites sur les poils et les cheveux. En somme, ces connaissances générales nous amènent à bien savoir comment naît le poil et comment il vit. Reste maintenant à savoir comment il tombe.

Nous avons déjà parlé, incidemment, de la mue que l'on constate, périodiquement chez les animaux, mais qui, chez l'homme, passe, inaperçue parce qu'elle est peu apparente. Elle existe sans nul doute : et, si l'on suppose un vieillard de quatre-vingts ans, ayant conservé, pour employer l'expression courante, tous ses cheveux, on peut affirmer que sa chevelure s'est renouvelée complètement, à peu près dix fois. Un cheveu tombe, il est remplacé par un autre qui se forme au dessous du premier et qui, pour ainsi dire, le pousse, comme les premières dents de l'enfant poussent les secondes, définitives. Si maintenant l'on pouvait supposer, ce qui est presque impossible, tout l'appareil pilaire restant complètement intact, n'ayant subi ni les altérations dues à des causes internes, ni l'atrophie due à des causes externes, nous verrions, malgré la mue, le cheveu repousser toujours de la même longueur et du même calibre. Malheureusement, il n'en est pas ainsi : des agents extérieurs modifient cet appareil ainsi que des maladies qui semblent, en apparence, n'avoir aucun rapport avec le cuir chevelu.

Jusqu'à présent, on avait simplement considéré les glandes sébacées comme des annexes de la peau : on avait bien dit qu'elles sécrètent une substance spéciale, le sebum, dont le rôle est de protéger la surface cutanée contre l'action de l'eau et de la transpiration elle-même ; que ce liquide gras, onctueux, s'étale sur le tégument d'une façon invariable et le recouvre d'une sorte de vernis isolateur ; que la plupart des maladies du cuir chevelu devaient être le résultat des altérations et des modifications des glandes sébacées ; mais on n'avait pas mis au point quelles étaient leurs fonctions réelles. Il nous semble que l'importance qu'on leur a attribuée est plus que restreinte et peu en rapport avec les effets qu'occasionnent leur hypertrophie, leur atrophie ou leur disparition.

On avait remarqué que les faces palmaires et plantaires étaient dégarnies de poils et qu'en ces endroits, il n'y avait point de glandes sébacées ; on pouvait déjà presque conclure à l'indispensabilité des glandes sébacées. Après avoir poursuivi nos expériences et avoir fait agir sur un poil décoloré une solution capable d'engendrer du sulfure de plomb, le poil se colore en noir ; en même temps, au point d'émergence, on remarque également un cercle noir. C'est du sebum s'échappant des glandes sébacées qui a subi la même réaction. Il y a donc tout lieu de supposer que la composition du sebum et du poil est sensiblement la même et que, bien qu'on en ait dit, et loin de nier l'influence des cellules cornées sur la substance corticale, les glandes sébacées concourent, elles aussi, pour la plus large part, à la formation du cheveu.

Partant de ce principe, et après avoir constaté que les glandes sébacées sont normales chez l'adulte, alors que la chevelure est la plus opulente à cet âge ; que les glandes sébacées ont peu de développement chez l'enfant ; que, chez le vieillard, elles ont un petit volume et semblent privées de sebum ; qu'en outre, chez l'enfant et le vieillard, les cheveux sont plus petits que chez l'adulte ; que, dans presque toutes les maladies du cuir chevelu, les glandes sébacées dépassent le volume normal ; nous avons été amené à penser que c'était là qu'il fallait aller chercher la cause principale de la calvitie et des alopécies. La découverte dont nous avons fait une communication à l'Académie de médecine ne laisse plus un doute à ce sujet.

Il existe en réalité deux causes de la calvitie : d'une part l'influence d'une prédisposition héréditaire (tempérament arthritique) à laquelle nos moyens thérapeutiques actuels ne peuvent remédier efficacement; d'autre part, l'action de conditions antérieures créant des calvities curables, selon nous (nous en donnerons les preuves à l'appui), que nous réunissons sous le terme générique d'alopécies.

Etudions d'abord le mécanisme de la calvitie, mal connu jusqu'ici.

Quel que soit le rôle des glandes sébacées, nous savons qu'elles se trouvent dans la couche superficielle où elles sont facilement accessibles à toutes les poussières atmosphériques et à tous les microbes que renferment ces dernières. En étudiant les alopécies d'origine externe (pelade, sycosis, favus) nous trouvions à la base des poils, plusieurs microbes : l'un invariablement le même, les autres variables de forme et de couleur. Prenant alors de petits cheveux, des follets ou des duvets, sur la tête d'un chauve n'ayant aucune affection extrinsèque, nous retrouvions toujours ce même microbe, mais cette fois, *seul*. Poussant plus loin l'expérience et recueillant de l'air dans une pièce fréquentée par plusieurs chauves, nous arrivions à rencontrer encore ce microbe. De là à conclure que c'était le microbe de la calvitie vulgaire, il n'y avait qu'un pas. Mais pour attaquer un ennemi, il faut connaître son siège, son point de pénétration et de fixation : enfin, après une série de recherches minutieuses, nous parvenions à découvrir que son milieu de culture préféré était le sebum sécrété par les glandes sébacées et nous lui donnions alors le nom de *Sebumbacille*. L'horizon était éclairci : il était possible désormais de donner l'explication, logique et rationnelle, de l'évolution de la calvitie et des diverses alopécies.

En effet, les poussières atmosphériques sursaturées parfois de microbes de toutes espèces, se déposent sur le cuir chevelu, sont agglutinées, retenues par le sebum et pénètrent dans les glandes sébacées. Les colonies microbiennes se développent, font gonfler ces dernières, tout en absorbant les matières que nous avons signalées comme concourant à la formation de la substance corticale. Le cheveu s'anémie, devient ferme, sec, cassant, il diminue de calibre, finit par tomber et la mue peu à peu s'accentue. Croyez-vous que le cheveu ne repoussera pas ? Si, quelles que soient les explications données à ce sujet par les divers auteurs français ou étrangers, il repoussera, mais d'un calibre plus petit. En effet, indépendamment du phénomène d'absorption, dont nous avons déjà parlé, il se produit, par suite de l'hypertrophie des glandes sébacées, un phénomène de compression sur tout le système pileux : le cheveu pousse difficilement, tombe avec facilité, les mues se succèdent, et les cheveux se transforment peu à peu en duvets. Les colonies se multiplient rapidement à cause de la facilité des glandes sébacées à rejeter du sebum qui, ne trouvant plus son emploi, envahit la totalité du cuir chevelu, ce qui explique la rapidité toujours inquiétante de la calvitie.

On a donné à cette sécrétion exagérée de sebum, le nom de Séborrhée. Certains auteurs ont prétendu qu'elle n'était qu'une manifestation de l'arthritisme ou l'écoulement de produits graisseux exsudés. Pour nous, elle n'est que la conséquence bien naturelle de l'affection microbienne des glandes sébacées. On a voulu faire diverses catégories de la séborrhée — des séborrhées grasses, des séborrhées sèches — la distinction ne saurait s'établir, ce sont deux phases d'une même maladie. En effet, on n'y retrouve jamais que le même microbe, que les cheveux soient secs ou gras, les pellicules sèches, furfuracées ou huileuses — disons plutôt que par suite d'évaporation, d'atrophie du cuir chevelu, ou de causes internes, la période grasse se transforme en période sèche.

Telle est l'explication logique de la séborrhée qui entraîne la transformation progressive des cheveux en duvets, ce qui constitue la calvitie.

CANITIE

Nous sommes tenté de croire que l'influence du sebumbacille, cause principale de la séborrhée, ne s'exerce pas seulement sur la chute des cheveux, mais aussi sur leur décoloration. Nous avons déjà dit qu'ils deviennent secs et cassants, souvent aussi ils deviennent blancs. Parce qu'on avait remarqué que la canitie commence souvent par les tempes, on avait invoqué l'action de l'oxygène de l'air qui n'est point discutable, mais qui est loin d'en être la cause unique ou principale. Car, le sebumbacille, une fois dans les glandes sébacées, agit comme les oxydes en chimie, c'est-à-dire qu'il décompose les pigments colorants, la moelle du cheveu s'atrophie, la substance corticale non attaquée se reforme et le cheveu continue à pousser.

A ces causes microbiennes indéniables, il faut ajouter, sans nul doute, les maladies internes qui ont une influence quelconque, quoique indirecte, sur le cuir chevelu. Nous donnerons ici une classification qui a l'avantage, tout en restant très complète, de résumer à peu près toutes les affections qui agissent sur le système pileux.

TABLEAU SYNOPTIQUE

DES DIFFÉRENTES ALOPÉCIES

(Maladies de la Barbe, des Cils, des Sourcils, etc.)

CALVITIE CONGÉNITALE *Due à l'hérédité*	Le cuir chevelu est parfois complètement dépourvu de follicules pileux.
CALVITIE ORDINAIRE SÉNILE OU VULGAIRE *Due au tempérament*	Arthritisme. Goutte. Neurasthénie. Rhumatisme, etc.
Due à des maladies générales aiguës.	Fièvres éruptives. Scarlatine. Variole. Fièvre typhoïde. Accouchement.
Due à des causes générales chroniques.	Mauvaise hygiène. Lymphatisme. Anémie. Chlorose. Diabète. Phtisie. Cancer. Erysipèle. Syphilis.
ALOPÉCIES *d'origine purement microbienne.*	Séborrhées. Eczéma. Psoriasis. Pityriasis. Lichen. Acné. Plique. Impétigo. Trichophyties. Teignes. Favus. Sycosis. Mentagre. Pelade.

ALOPÉCIES, TRICHOPHYTIES

Tel est le rôle, extraordinairement important, des glandes sébacées et les ravages causés par le sebum bacille, microbe qui se meut continuellement dans l'atmosphère. Si ses ravages sont encore assez lents dans la calvitie, quel rôle plus actif et plus dangereux ne joue-t-il pas dans le développement des alopécies et leur contagiosité? Nous avons dit que toutes les maladies du cuir chevelu avaient pour cause principale, la présence dans les glandes sébacées, d'un même microbe, le sebumbacille, auquel viennent s'adjoindre d'autres microbes, différents de nature : c'est lui qui agglutine ces derniers, les fixe et leur fournit comme un bouillon de culture où ils peuvent évoluer à volonté, proliférer et exercer leur influence néfaste.

Dans toutes les alopécies, nous avons toujours constaté un excès de sebum dont on a essayé de faire des affections à part.

Séborrhée, la calvitie vulgaire

L'Eczéma, le Psoriasis, le Pityriasis, le Lichen, l'Acné, la Plique, l'Impétigo sont aussi des séborrhées qui présentent un aspect particulier, apparent, limité, des symptômes fixes qui permettent de porter un diagnostic sûr. Dans ces manifestations séborrhéiques, nous avons trouvé partout et toujours le sebumbacille. Sans doute il doit s'y rencontrer d'autres microbes pour donner à l'affection une forme spéciale, mais mal étudiés jusqu'ici, ils sont difficiles à reconnaître et à distinguer ; sans qu'on puisse nier leur présence qui, malheureusement, sait trop se manifester, ils demeurent encore dans le domaine nuageux de l'hypothèse.

Il n'en est pas de même des *trichophyties* où les microbes secondaires semblent mieux connus.

Ainsi dans la teigne (maladie commune à l'enfance et à l'homme), à côté du sebumbacille nous retrouvons le Trichophyton tonsurans.

Dans le Favus, le sebumbacille et l'Achorion Schœnleinii.

Dans le Sycosis, le sebumbacille et le Tricophyton ectothrix.

Dans le Mentagre, qui n'est autre chose que le sycosis du menton, le sebumbacille et le Trichophyton ectothrix.

Dans la Pelade, le sebumbacille et le soi-disant microbacille qui n'est autre chose que le staphilocoque doré qui a pris une teinte légèrement plus foncée.

Voilà donc comment naissent et s'entretiennent les maladies du cuir chevelu. Un microbe vient se

greffer sur un autre qui, à lui seul, n'engendrerait
que la calvitie et leur action commune produit des
alopécies rapides qui, souvent, semblent inguéris-
sables.

Le mal serait facile à éviter si on nous habituait
à suivre, pour la chevelure, la même hygiène que
pour les dents, hygiène simple mais bien comprise
dont nous avons indiqué les principes sans donner
les règles ni enseigné les découvertes de la thérapeutique qui peuvent les favoriser.

—

CHAPITRE IV

HYGIÈNE DE LA CHEVELURE

Le plus grand propagateur de la calvitie, c'est
la mode, que l'on croit hygiénique, de porter les
cheveux ras ou taillés en brosse. Quel vieux pré-
jugé de penser que la coupe répétée des cheveux
augmente leur longueur et leur calibre ! Les ex-
périenc[illegible]ennes de Berthold et de Moleschott
tendai[illegible]ouver : mais, récemment, M. Jean
Pader ([illegible]n *de la Société d'étude des Sciences
naturelles de Nîmes,* 1898), après des expériences
minutieuses faites pendant 75 jours sur l'homme
et sur le cheval constate que la croissance est la
même pour le cheveu et le poil rasés que pour le
cheveu et le poil indemnes. Quant au diamètre
ou calibre du cheveu, il aurait plutôt une tendance
à diminuer quand la coupe est trop souvent répétée.

Il est à remarquer que les femmes, bien qu'atteintes de séborrhée, deviennent rarement

chauves ; que les trichophyties ont moins de prise sur elles que sur nous : c'est qu'elles portent les cheveux longs et nous recommandons, avant tout, de les imiter si l'on veut éviter et la calvitie et les trichophyties.

1° En effet, d'après notre théorie, les glandes sébacées sont faites pour nourrir des poils d'une certaine longueur : si vous coupez ces derniers au niveau de l'épiderme, le sebum qui les entretient ne trouve plus son emploi et s'extravase ;

2° Le cuir chevelu, presque à nu, est alors en contact direct avec les poussières athmosphériques : elles se déposent, sont retenues et pénètrent directement dans les glandes sébacées. Les cheveux longs, au contraire, forment une cuirasse intermédiaire, impénétrable aux poussières qui, tamisées par les cheveux, ne parviennent pas jusqu'au cuir chevelu. De là, elles sont facilement chassées par l'air, par la main ou le coup de peigne.

3° La mode ou la commodité des cheveux courts tire bien plus à conséquence dans la contagiosité des trichophyties (pelade, teigne, etc., etc.), qui se produisent de trois manières : 1° Par *contact médiat*, les poussières et les microbes arrivent par l'intermédiaire de l'air, comme nous l'avons expliqué plus haut ; 2° Par *contact immédiat*, de peladique à peladique, de teigneux à teigneux ; 3° Par *contact* direct avec des objets, des vêtements qui leur ont appartenu ou qui ont simplement touché leur tête, siège du mal.

Si les cheveux sont coupés ras, il n'y a aucune masse protectrice pour s'opposer à la pénétration des poussières sursaturées, en été surtout, de microbes ou au danger du contact avec des personnes atteintes de trichophyties et des objets qu'elles ont portés. Il y a donc ensemencement immédiat de l'épiderme par les microbes et infection spontanée des glandes sébacées. Voilà pourquoi ces affection sont si fréquentes dans les écoles de garçons, et au régiment dans les casernes. « Si, au contraire, l'écolier et le soldat portaient les cheveux longs ou demi-longs, bien à plat, ils opposeraient à la contagion une véritable masse protectrice, éviteraient pour plus tard la calvitie sénile et le tissu cicatriciel, suite malheureusement trop fréquente des alopécies mal soignées ou soignées avec des vésicants trop violents. » (1).

Ce que nous disons est si vrai que dans les écoles de filles, où les enfants portent les cheveux longs, les contagions sont rares, fait constaté par tous les auteurs. De plus, la calvitie commence à l'endroit où on a l'habitude, mauvaise d'ailleurs, de faire toujours et quand même la raie, c'est-à-dire à l'endrait où le cuir chevelu se trouve toujours à nu (2).

(1) Voir *Avant-Garde Pédagogique*, Article sur les teignes et les pelades, par L. Dequéant.
(2) Voir *Sebumbacille*, de L. Dequéant.

Que conclure de là ? Qu'il faut porter toujours, les cheveux assez longs pour recouvrir entièrement le cuir chevelu. Qu'on n'objecte pas que le chapeau est là pour suppléer au manque de cheveux ! d'abord le chapeau n'est pas continuellement à demeure sur la tête, ensuite il empêche la ventilation et produit sur le cuir chevelu une température supérieure à 32° (elle atteint jusqu'à 39°) très favorable au développement et à la vitalité des microbes. L'objection tombera d'elle-même en remarquant que les chauves gardent toute leur vie les cheveux qui restent à l'air libre, non recouverts par le chapeau.

La première règle de l'hygiène est de porter, toujours et sans cesse, les cheveux assez longs, à plat, et si l'on fait une raie, de la changer fréquemment de place. Les mères se garderont bien de couper les cheveux de leurs enfants : sous le prétexte commode de propreté, elles favorisent toutes les maladies du cuir chevelu.

La seconde règle est dans l'emploi et l'usage des objets nécessaires à la toilette.

a) Chaque membre d'une même famille devra avoir à soi, sous clef, des peignes et brosses qui ne serviront qu'à son usage personnel.

b) Eviter le peigne fin qui irrite le cuir chevelu et le démêloir à dents aiguës, pour la même raison. Avoir un démêloir à dents arrondies et autant que possible en métal, de façon à pouvoir le plonger dans l'eau bouillante sans l'abîmer —

en métal inoxydable pour l'aseptiser à volonté. Il
sera toujours ainsi dans un état de propreté
extrême, sans la moindre particule de matières
grasses où les microbes viennent se loger et se
fixer en permanence. Le peigne *antialopécique*,
en métal poli, inoxydable à dents longues, espa-
cées, arrondies à la pointe, nous a paru le
meilleur jusqu'ici.

c) La brosse doit être composée de pinceaux de
soies assez écartés les uns des autres : de plus,
dans chaque pinceau, il doit y avoir des soies
courtes, assez douces et des soies longues dépassant
de beaucoup les autres. De cette façon, la tête se
nettoie facilement et la brosse ne fait que compléter
l'action insuffisante du démêloir — elle n'embrouille
pas les cheveux, ne les plaque pas, laisse l'air cir-
culer librement et offre le double avantage de pouvoir être nettoyée facilement et de ne point conserver, comme le démêloir d'ailleurs, les matières
grasses enlevées du cuir chevelu qui renferment
toujours, à l'analyse, de véritables colonies de microbes. La brosse *antialopécique*, faite sur le
modèle ci-dessus, nous paraît convenir à tous
égards.

Tels sont les deux objets indispensables pour
l'hygiène du cuir chevelu. Quant aux autres pré-
cautions à prendre chez soi, ou plus particulièrement chez le coiffeur, elles ont été relatées dans
une circulaire de la Préfecture de police (Conseil
d'hygiène publique et de salubrité du département

de la Seine) ; nous les indiquerons donc sommairement.

a) Puisque nous recommandons le port des cheveux longs, c'est supprimer, *ipso facto,* la *tondeuse* qui ne coupe pas le cheveu mais le mâche : difficile à démonter, par conséquent à aseptiser, elle laboure le cuir chevelu, l'écorche et peut communiquer le germe de graves alopécies.

b) Le *rasoir* devra être flambé, chaque fois qu'on l'emploie.

c) Le *blaireau* sera remplacé par de petits tampons de ouate hydrophile que l'on jette au fur et à mesure.

d) Il faudra supprimer complètement le *pompon à poudre de riz ;* les *godets en caoutchouc* servant à essuyer les rasoirs ; les *houppes* utilisées pour les coupes à la Bressant (absolument interdites d'après notre théorie), véritables nids à microbes.

e) Le *fauteuil* où l'on s'assied sera recouvert d'une serviette propre : les *serviettes* et les *peignoirs* seront renouvelés pour chaque client.

f) Le *coiffeur* devra toujours se laver les mains au savon et à la brosse avant de passer d'un client à l'autre.

Tels sont les soins de propreté et d'hygiène commune. Ils ne seraient peut-être point suffisants pour empêcher quand même la calvitie et les maladies du cuir chevelu, mais la thérapeutique, comme toujours, est venue au secours de l'hygiène.

Traitement. — Nous avons dit, en passant, que la calvitie et les séborrhées, d'après l'opinion de certains auteurs, n'étaient la plupart du temps qu'une manifestation de l'état arthritique. Nous avons démontré, en exposant tout au long les théories nouvelles, qu'elles sont surtout d'origine microbienne: que dans les trichophyties, partout se retrouvait le même élément indiquant que ces affections avaient une origine commune.

Il s'agissait, puisqu'il y avait cause *unique*, de trouver un médicament *unique* dont la base, comme le microbe toujours invariable, serait, elle aussi, toujours invariablement la même. Nous croyons y être parvenu et nous indiquerons les traitements suivants comme *préventifs*, pour prémunir contre la calvitie et les alopécies ; comme *curatifs*, pour guérir ceux qui sont affligés de ces affections ;

Avant toute autre indication, nous rappellerons, comme on l'a fait pour les dents, dans l'opuscule « comment on défend sa bouche » qu'il faut chaque jour soigner sa chevelure, la débarrasser des spores dangereuses, voltigeant çà et là, prêtes à pulluler sur un terrain qui leur serait propice, mais que nous pouvons stériliser par des lotions antiseptiques ou mieux encore par des frictions. Quel liquide employer ?

Avant tout, qu'il ne soit pas nocif, qu'il ne contienne pas de caustique susceptible de détruire le follicule pileux, en engendrant un tissu cicatriciel qui amènerait la mort du cheveu, rendant alors, cela se conçoit, la calvitie incurable. Ce liquide, nous l'avons dans la lotion Dequéant.

Il n'y a qu'un mais, c'est qu'elle est d'un prix assez élevé. Aussi conseillerons-nous aux candidats à la calvitie qui sont obligés de compter, les formules suivantes :

1° Pour adultes :

Formiatine .... 20 grammes
Résorcine .... 5 —
Glycérine .... 2 —
Alcool à 90° .... 100 —
Eau de roses .... 20 —
M. S. A.

2° Pour enfant :

Ether méthylchorhydroformique. 100 grammes
Résorcine .... 2 —
Eau de Cologne .... 20 —
Glycérine .... 5 —
Eau distillée .... 80 —

Pour assouplir et pour donner aux cheveux, à la barbe ou aux poils, du brillant et de la souplesse, nous préconisons la pommade suivante :

Formiatine .... 5 grammes
Vaseline .... 30 —
Essence d'amandes amères ...... 2 gouttes
M. S. A.

RÉSUMÉ

La calvitie, dont on ignorait la véritable cause, toutes les maladies du cuir chevelu, alopécies séborrhéiques ou microbiennes, sont dus à la présence dans l'appareil pilaire tout entier, du sebumbacille seul ou accompagé d'un ou de plusieurs autres microbes.

Elles peuvent être *évitées* :

1° Par le port des cheveux longs ou demi-longs.

2° Par l'emploi de peignes en métal et de brosses anti-alopéciques (1), faciles à aseptiser et n'irritant point le cuir chevelu.

3° Par l'hygiène rationnelle qui consiste à faire chaque jour une ou deux frictions générales sur toute l'étendue du cuir chevelu, soit avec la lotion Dequéant, soit avec une des formules indiquées précédemment.

Ou *guéries* par des lotions plus fréquentes, variant de deux à quatre chaque jour, selon la ténacité et la nature de l'affection dans la *pelade*, par

(1) Par exemple, le peigne et la brosse *anti-alopécique* Dequéant.

exemple, ou les teignes, quatre frictions ne seraient
pas de trop. Nous nous faisons toutefois un devoir
de faire remarquer que dans les cas de séborrhée
humide ou d'eczémas pilaires, ou dans les cas
d'alopécie du *jeune* âge, il est indispensable pour
éviter un léger œdème, d'étendre ces formules
de moitié d'eau tiède préalablement stérilisée par
l'ébullition.

FIN

Le Mans. — Association Ouvrière, 5, rue du Porc-Épic.